Stress-Fett verbrennen am Bauch

John Costello

Inhaltsverzeichnis

Bauchfett bei Frauen

Die typische Fettverteilung bei Frauen ist, dass sie mehr Fett in der Brust und den Hüften, dem Gesäß und den Oberschenkeln und weniger Fett in der Taille speichern. Das ist die Hauptrolle, die Östrogen in der weiblichen Physiologie spielt. Der weibliche Körper und die Attraktivität hängen von einer bevorzugten Form ab, der Sanduhrform. Diese „perfekten Proportionen" sind ein Verhältnis von Taille zu Hüfte zwischen 0,7 und 0,8 und ein Verhältnis von Taille zu Brust zwischen 0,7 und 0,8. Das Verhältnis von Taille zu Brust und Hüfte ist ausschlaggebend für die Attraktivität von Frauen. Wenn das hormonelle Verhältnis zwischen Taille und Hüfte deutlich über 0,8 zunimmt, ist das ein Hinweis darauf, dass sich die hormonellen Verhältnisse ändern.

Frauen in den Wechseljahren werden es dir aus erster Hand erzählen. Sie nehmen zwar nicht zu, aber ihre Körperproportionen ändern sich. Dies ist der Einfluss von Östrogen und Progesteron. Während Östrogen und Progesteron fällt und Testosteron, Cortisol und Insulin steigen, ändern sich die Körperproportionen.

Beim Angriff auf das weibliche Bauchfett sind es diese Proportionen, die dir am meisten über den Fortschritt erzählen, nicht das Gewicht auf der Waage. Frauen haben mehr Glück, wenn es um den Bauchfettanteil geht, Männer hingegen sind mehr von Fettzunahmen am Bauch betroffen. Es ist eher wahrscheinlich, dass Frauen im Bereich der Hüfte und des Oberschenkels Fett ansammeln, was eine schützende Wirkung auf die Gesundheit haben soll. Aber die schlechte Nachricht ist, dass wenn Frauen Fett im Bauchbereich ansammeln, es oft schwieriger ist, dieses abzubauen, aufgrund von stoffwechselbedingten Unterschieden zwischen den Geschlechtern.

Ein dicker Bauch oder anderes ausgedrückt, Taille- zu Hüftverhältnis, ist sowohl bei dünnen als auch bei übergewichtigen Frauen zu finden. Hier zeigt sich, dass Bauchfett sich nicht allein durch die Frage der Fettzunahme oder des -abbaus beantworten lassen. Kalorien sind von Bedeutung, aber Hormone sind von entscheidender Bedeutung, wenn es darum geht, wo wir Fett speichern und wie wir unsere hartnäckigen Körperfettbereiche angreifen können, die uns einzigartig machen.

Frauen, die alles richtig machen, aber trotzdem an Bauchfett leiden und dünne Frauen, die ebenfalls an Bauchfett leiden, müssen verstehen, dass das Hauptproblem für die Fettansammlung in der Bauchregion die Stressebelastung ist!

Die Ernährungsphilosophie, weniger zu essen und mehr zu trainieren, ist genau der falsche Ansatz, um das hartnäckige Bauchfett anzugreifen. Dadurch wird der physiologische Stress nur noch größer. Es gibt viele Hinweise darauf, dass eine Diät die Fettpölsterchen am Bauch tatsächlich vergrößern werden lassen kann. Übrigens, wenn ich den Begriff „Stress" verwende, ist es wichtig, dass die Leute verstehen, was gemeint ist. Aus irgendeinem Grund setzen wir Stress mit emotionaler Verärgerung gleich. Also denken wir, wenn wir uns nicht ängstlich oder deprimiert fühlen, sind wir nicht gestresst. Dies ist ein gefährliches Missverständnis, wenn es um Bauchfett geht.

Nehmen wir eine Mutter, die gerade ihr erstes Kind geboren hat. Sie ist glücklich, beschwingt und ehrfürchtig. Das mag einer der glücklichsten und unglaublichsten Momente ihres Lebens sein. Ist sie gestresst?

Sie ist schlaflos, sie ist durch das Wachstum eines Babys und die Versorgung des Babys mit Milch ernährungsbedingt erschöpft und hat ein ganz neues Leben, auf das sie sich nicht vorbereiten konnte. Hierbei handelt es sich auch um Stress!

Das zeigt, dass man so glücklich wie möglich sein kann, aber bis zum Äußersten gestresst ist.

Übertraining, chronische und extreme Diäten, Sorgen um das Körperbild, berufliche Sorgen, Beziehungskonflikte, Schlafentzug: Alles Formen von Stress.

Weibliches Bauchfett ist vor allem ein Faktor von Stress: Studien haben gezeigt, dass Frauen, die an hartnäckigem Bauchfett leiden, stärker auf Stress reagieren und sich weniger gut an Stress anpassen können, als Frauen ohne Bauchfett. Die hormonelle Situation entscheidet, wo Fett gespeichert wird und wenn es sich um das Bauchfett handelt, ist es nicht anders. Um Fett zu verlieren, brauchst du sowohl ein Kaloriendefizit als auch ein hormonelles Gleichgewicht. Um das hartnäckige Fett, insbesondere das hartnäckige Bauchfett abzubauen, ist es notwendig, die beteiligten Hormone zu verstehen.

Bei Frauen handelt es sich um Insulin, Cortisol, Östrogen, Progesteron, Testosteron und den Katecholaminen, den wichtigsten Fettverbrennungshormonen.

Hormone wirken nie isoliert: Es ist falsch, über die Wirkung eines einzelnen Hormons nachzudenken, weil sich die Hormone je nach hormonellem Umfeld, in dem sie sich befinden, unterschiedlich verhalten. Zum Beispiel haben Insulin und Cortisol, die mit hohem Testosteron und niedrigem Östrogen und/oder Progesteron in Kontakt kommen, ein besonderes Ergebnis, was dazu führt, dass Frauen Bauchfett speichern. Das Östrogen sensibilisiert das Insulin und reduziert die Wahrscheinlichkeit, dass überschüssige Kalorien in Form von Bauchfett gespeichert werden und ein Kaloriendefizit eher zum Fettabbau führt als zum Muskelverlust.

Östrogen und Progesteron wirken beide gegen die fettspeichernde Wirkung von Cortisol am Bauch. Cortisol wird mit Stress in Verbindung gebracht, was bedeutet, dass stressbelastete Frauen, mehr Cortisol ausschütten und höhere Mengen an Bauchfett einlagern, unabhängig davon, ob sie dünn oder übergewichtig sind. Die Katecholamine (Adrenalin und Noradrenalin) werden bei intensivem Training freigesetzt und haben eine starke fett verbrennende Wirkung auf das viszerale Bauchfett (tiefes Bauchfett) und eine schwächere fett verbrennende Wirkung auf das subkutane Bauchfett (oberflächliches Bauchfett). Der Grund dafür ist, dass das Unterhautfett mehr alpha-adrenerge Rezeptoren hat, während das viszerale Fett mehr fett verbrennende Beta-Rezeptoren aufweist. Das Testosteron zu Östrogen Verhältnis ist für Frauen entscheidend. Frauen mit einem höheren Testosteronspiegel, neigen dazu eine dickere Taille zu haben.

Die Bauchfett-Formel

$$Bauchfett = (K + F)*S$$

B = Bauchfett

K = Kohlenhydrate

F = Fett

S = Stress

Beispiel: Hormonelle Wechselwirkung auf das Bauchfett

$$Bauchfett = \{(I + C)*T\} - Ö, \; T \gg Ö$$

I = Insulin

C = Cortisol

T = Testosteron

Ö = Östrogen

Erklärung: Insulin zusammen mit Cortisol sowie einem Übermaß an Testosteron und geringe Östrogenspiegel führen zu erhöhter Fettspeicherung am Bauch bei Frauen. Das Phänomen der Fettzunahme im Bauchraum kann besonders bei Frauen nach der Menopause beobachtet werden, wenn das Verhältnis von Östrogen zu Testosteron beträchtlich zurückgeht.

Frauen sollten nicht den Fehler begehen, Östrogen als schlecht hinzunehmen. Ein zu hoher Wert ist nicht gut, aber ein zu niedriger Wert auch nicht. Östrogen unterstützt die Insulinempfindlichkeit des Körpers und bietet in diesem Zusammenhang auch Vorteile beim Fettabbau und Muskelaufbau. Im Gleichgewicht mit Progesteron und anderen Hormonen unterstützt es den Fettabbau bei Frauen.

Stress erhöht die Produktion von Cortisol: Wenn Stress chronisch wird, erhöht sich der Cortisolspiegel unkontrolliert, es kommt zu Muskelabbau, zu einer Zunahme des Bauchfetts und zu einer Schwächung der körpereigenen Immunfunktion. Das Cortisol regt die Nahrungszufuhr von kohlenhydratreichen Lebensmittel (Heißhunger auf Junk Food oder zuckerhaltige Lebensmittel) an und bewirkt, dass der Kalorienbedarf leicht überschritten wird. Dies führt zu höheren Niveaus des Insulins und des Cortisols, welche wiederum eng mit der Fettansammlung im Bauchraum zusammen hängen, sowohl bei Frauen als auch bei Männern.

Dauerstress hat also großen Einfluss auf die Kombination Insulin + Cortisol, die ungünstigste Kombination für den Fettzuwachs am Bauch.

Östrogen und Progesteron haben auch eine schützende Wirkung gegen Cortisol und verhindern, dass es Fett im Bauch speichert. Frauen sind vor der Menopause üblicherweise mehr aktiv, besitzen mehr Muskelmasse und profitieren von der insulinempfindlichen Östrogenwirkung. Auch wenn jüngere Frauen im Alltag normalerweise mehr Belastungen ausgesetzt sind als ältere Frauen, hat Östrogen eine gewisse Schutzwirkung gegen Stress bzw. einer erhöhten Freisetzung von Cortisol. Erhöhtes Testosteron kann sogar die Fettspeicherung im Bauchbereich bei Frauen erhöhen (im Vergleich zu Männern, bei denen erhöhtes Testosteron wichtig ist für den Fettabbau am Bauch). Besonders Frauen nach der Menopause können sich mehr Fett am Bauch ansammeln. Vor allem nach der Menopause wird das Gesamtniveau der Östrogene sehr niedrig. Der Testosteronspiegel bleibt jedoch erhalten, was bedeutet, dass das Verhältnis von Östrogen zu Testosteron reduziert wird. Dieses Ungleichgewicht und die Tatsache, dass Frauen in dieser Zeit oft Muskelmasse verlieren, führen zu einer verminderten Empfindlichkeit der Zellen gegenüber Insulin, was zu einer Fettspeicherung in der Bauchhöhle führt. Bei Frauen ist das Verhältnis von Testosteron zu Östrogen ein Hauptfaktor für die Zunahme von Bauchfett.

Der größte Einfluss auf das Hormon Insulin ist der Kalorienüberschuss im Zusammenhang mit Zucker. Lebensmittel, die Fett und Zucker kombinieren, haben die meisten Kalorien und die negativsten Auswirkungen auf die Fettspeicherhormone. Eine fettreiche Ernährungsweise mit dem gleichen Kaloriengehalt, wie eine fettreiche / zuckerreiche Ernährungsweise wirkt sich völlig anders auf den Stoffwechsel aus. Der Stoffwechsel passt sich den zusätzlichen Kalorien einer fettreichen Ernährung an, indem er den Appetit reduziert, so dass die Kalorien nach einigen Wochen nicht mehr überhöht sind. Die hohe Fett- und Zuckerkombination erzeugt genau die gegenteiligen Veränderungen in den Hungersignalmolekülen im Gehirn und führt zu einem unersättlichen und anhaltenden Hunger. Paradoxerweise ist diese Veränderung nahezu genau das Muster, das man beim Verhungern vorfindet. Wir stellen fest, dass fettreiche, zuckerreiche Lebensmittel nicht nur kalorienreich sind, sondern auch dazu führen, dass wir unsere Fähigkeit zur Regulierung und Unterdrückung des Hungers verlieren. Sie verursachen eine Überempfindlichkeit. Wenn wir dazu noch chronischen Stress hinzufügen, entstehen die perfekten Bedingungen, um Bauchfett einzulagern. Wenn Stress hinzukommt, wird Cortisol zur Mischung hinzugefügt. Cortisol, das Insulin zugesetzt wird, ist die ungünstigste hormonelle

Kombination für Bauchfett. Doch wenn Stress bei einer Frau chronisch oder übermäßig wird, werden Hypothalamus und Hypophyse (das Kommando- und Kontrollzentrum deiner Hormone) stimuliert und es kommt zu nachgeschalteten Reaktionen auf die Schilddrüsen-, Nebennieren- und Ovarialhormon-produktion. Chronischer Stress bei Frauen führt zu erhöhtem Testosteron und niedrigerem Östrogen und Progesteron. Die anderen Aspekte von Stress bleiben eher verborgen: Stress erhöht nicht nur das Testosteron, senkt den Östrogenspiegel und wirkt sich negativ auf das Insulin bei Frauen aus, sondern verursacht auch erhöhten Appetit, ständiges Hungergefühl und eine physiologische Tendenz, die eher zu einem Muskelabbau führt.

Chronischer Stress und Bauchfett

Stress und andere Einflussfaktoren des Lebensstils wirken durch komplizierte hormonelle und stoffwechselbedingte Mechanismen, die nicht nur die Menge an Kalorien beeinflussen, die wir aufnehmen, sondern vor allem, wo wir sie in unserem Körper speichern und welche Form von Kalorien wir verbrennen (Kohlenhydrate, Fett, Muskeln). Eine Sache ist sicher, wenn du die Auswirkungen von Stress auf deine Physiologie verstanden hast und wie sie dich dick machen kann, wird dir eine ganz neue Art des Denkens über Ernährung, Bewegung und Lebensstil eröffnet.

Stress verstehen

Es ist wichtig zu verstehen, was Stress ist und wie man sich an ihn gewöhnt hat. Menschen haben sich auf der Erde seit Millionen von Jahren entwickelt. Wir hatten es mit Raubtieren, Nahrungsmittelknappheit, Eiszeiten, Naturkatastrophen, ungewisser Zukunft und unzähligen anderen „stressigen" Situationen zu tun. Wenn du denkst, dass du heute eine schwere Zeit hast, stell dir vor, du gehst die Straße entlang und hast einen Rudel hungriger Wölfe hinter dir und hoffst, den Tag in einem Stück zu überstehen.

Das Verständnis der physiologischen Reaktion von Stress ist genau das, was erforderlich ist, um den Einfluss von Stress auf den Fettzuwachs zu entschlüsseln. Menschen wurden für akuten Stress geschaffen, wie etwa die Flucht vor einem hungrigen Raubtier, den Kampf gegen einen Eindringling oder den Fang einer Mahlzeit. Wir hatten diese Art von Stress in den Millionen von Jahren, die wir auf der Erde zugebracht haben. Deine Physiologie ist eng mit der Realität deiner historischen Vorfahren verbunden.

Ob du von einem Rudel Wölfe gejagt wirst, gegen ein Wildschwein kämpfst, in einer schweren Zeit bei der Arbeit mit finanzieller Unsicherheit konfrontiert bist oder im Verkehr steckst, deine Reaktion auf Stress ist in Bezug auf deine Physiologie genau die gleiche.

Die Stressreaktion wird durch eine eng abgestimmte Kommunikation zwischen dem Gehirn (Hypothalamus), der Hypophyse und den Nebennieren reguliert.
Dies ist in der Wissenschaft als HPA-Achse (Hypothalamus-Hypophysen-Nebennieren-Achse) bekannt. Man kann sich das Gehirn als die zentrale Kommandozentrale einer Armee vorstellen.
Wenn es eine Warnung vor einer drohenden Gefahr erhält, sendet es sofort ein Signal an die Nebennieren. In einem Bruchteil einer Sekunde überschwemmen die Nebennieren den Körper mit hormonellen Signalen, wie Adrenalin, Noradrenalin und Cortisol, deren Aufgabe es ist, dem Körper die Energie zu geben, die er benötigt, um zu kämpfen oder wegzulaufen.

In der heutigen Zeit ist es nicht mehr nötig davonzulaufen. Anstatt sich also als Reaktion auf Stress zu bewegen, sitzen wir einfach da mit großen Mengen an Nebennierenhormonen, die durch unseren

Körper strömen. Das ist keine gute Entscheidung. Die Hauptwirkung der Nebennierenhormone besteht darin, die Menge an Zucker und Fett im Blut zu erhöhen, um den Körper mit Energie zu versorgen. Der ganze Körper mobilisiert diese auf einen Schlag, um den Körper mit allem zu versorgen, was er zum Überleben braucht. Die Leber wird beauftragt, den gespeicherten Blutzucker auszustoßen und zusätzlich zu produzieren. Muskel und Fett unterstützen die Bildung von neuem Zucker durch die Freisetzung von Aminosäuren aus dem Muskel bzw. Glycerin aus Triglyceride (Fett).

Mit anderen Worten: Stress verbrennt Fett, Zucker oder Muskeln unter normalen Umständen. Aber wenn es wiederkehrend und chronisch wird, wird Fett normalerweise verschont, während die Muskeln in Mitleidenschaft gezogen werden. In einer normalen, gesünderen Stressreaktion rennt man sich in Sicherheit oder kämpft sich aus der Gefahr heraus. Die intensive Bewegung zum Weglaufen oder Kämpfen ist genau das, was der Körper braucht, denn das löst die Freisetzung anderer Hormone wie Testosteron und Wachstumshormon (HGH) aus.

Diese Hormone bewirken dann die Reparatur von geschädigtem Gewebe und die Aufteilung des Energieverbrauchs in Richtung Fettstoffwechsel bei gleichzeitiger Schonung der Muskeln oder sogar dem Muskelaufbau. Die Reparatur-Mechanismen dieser beiden Hormone führen zu einem schlankeren, schnelleren und stärkeren Wiederaufbau des Körpers und verbessern die Chancen, dass die nächste Stresssituation zu einem weiteren Erfolg führt.

Das alles zusammen wirkt sich auf das Gehirn und die Nebennieren aus und ermöglicht es die Alarmsignale zu unterbinden und zu einer Ruhe- und Erholungsphysiologie zurückzukehren.

Das Problem beginnt, wenn der Stress – ob echter oder subjektiver Art – konstant und anhaltend wird, von keiner intensiven Aktivität begleitet wird und nicht endet. Chronischer Stress unterscheidet sich dadurch, dass die Stressfaktoren den Körper dazu zwingen, noch mehr zu „kämpfen", um die physiologischen Störungen auszugleichen. Eines der ersten und wichtigsten Veränderungen ist der relative Anteil an Cortisol, also der Anteil von Cortisol im Verhältnis anderer Hormone.

Fettaufbau = Cortisol + Insulin

Das Schlüsselelement ist das „Stresshormon" Cortisol, welches Reaktionen auf den Körper ausübt, die außerhalb unseres Bewusstseins liegen. Hohe Mengen an anhaltender Cortisolausschüttung führen zu gravierenden Veränderungen in unserer Physiologie. Zwei wichtige Veränderungen treten in Bezug auf Hunger und Verlangen auf. Überschüssiges Cortisol wirkt sich auf den Hunger aus und erhöht den Drang nach Süßigkeiten und fetthaltigen Lebensmitteln. Ein sicheres Indiz für hohen Stress ist ein Mangel an Appetit am Morgen.

Stress treibt auch das Verlangen nach Zucker und Fett im Vergleich zu einer gewöhnlichen Mischkost. Cortisol und andere Glukokortikoide beeinflussen die Neurochemie, insbesondere Dopamin, wodurch Depressionen oder Angstzustände, mangelnde Motivation, mangelnde spontane Bewegung und der Wunsch nach einer kalorienreichen Ernährung entstehen können (emotionales Essen). Das hat zur Folge, dass chronischer, anhaltender Stress die Gehirnchemie in einer Weise beeinflusst, die unser Verhalten verändert. Diese Verhaltensweisen stehen in direktem Zusammenhang mit Fettleibigkeit und scheinen aus unbewussten Zentren des Gehirns zu kommen. Cortisol führt zwar dazu, dass du seltener isst, aber dafür zu viel von den falschen Lebensmitteln verzehrst.

Abgesehen von den Auswirkungen des Gehirns auf die Art der Kalorien, die wir aufnehmen und den Umfang an körperlicher Aktivität, hat chronischer Stress auch negative Auswirkungen auf die Art der Kalorien, die wir verbrennen und auf den Ort, an dem wir sie speichern. Wenn Cortisol und andere Stresshormone in hohen Mengen vorhanden sind, wird Fett aus den Armen und Beinen verbrannt und in der Körpermitte umverteilt.

Dies hängt sehr stark mit der Leber zusammen, die eine wichtige Rolle spielt, um den Anforderungen der Nebennierenhormone gerecht zu werden, indem sie die Glukoseproduktion reguliert und den Blutzuckerspiegel erhöht. Der Körper kompensiert dies, indem er Insulin freisetzt, um den Zucker zu senken und in die Zellen zurückzuleiten. Das Insulin signalisiert dem Körper, Fett zu speichern und nicht zu verbrennen. Die Kombination von hohem Insulin mit hohem Cortisol ist eine sehr schlechte Kombination und macht fett. Da Cortisol zur Energiegewinnung sowohl Muskeln als auch Fett verbrennt, wird durch den Zusatz von Insulin die Verwendung von Fett als Brennstoff viel weniger wahrscheinlich, was den Körper dazu zwingt, stattdessen die Muskeln zu verbrennen.

Diese Kombination kann darüber hinaus Fett und Muskeln aus den Armen und Beinen verbrennen, sie erhöht jedoch die Fettspeicherung am Bauch. Das kann auch eine frühere Anpassung an die Physiologie sein, in der nicht immer ausreichend Nahrung vorhanden war.
Das Bauchfett ist einzigartig, weil es sich anatomisch näher an der Leber befindet und eine schnelle und leicht zugängliche Brennstoffquelle bietet, aus der die Leber entnehmen kann.

Tiere, die sich auf den Winterschlaf vorbereiten, zeigen die gleiche Verteilung der Fettspeicher, und es hilft ihnen, viele Monate ohne Nahrung zu überleben. Der Mensch muss sich nicht mehr mit dieser Wirklichkeit auseinandersetzen, doch unser urzeitlicher Stoffwechsel kennt den Unterschied nicht.

Bauchfett ≠ Hormon Balance

Es gibt viele Missverständnisse über Stress und Cortisol. Es wird allgemein angenommen, dass Menschen, die Fett am Bauch speichern, schlichtweg überschüssiges Cortisol produzieren. Jedoch haben beleibte Menschen keine höheren Cortisolwerte im Vergleich zu dünnen Menschen. Dies führt oft zu Missverständnissen bei Menschen, die Cortisol als Hauptursache für Bauchfett ausmachen. Ein Verständnis der relativen Langzeitbelastung durch Cortisol ist von zentraler Bedeutung. Wenn Cortisol höher ist als HGH und Testosteron, gleichgültig wie hoch es ist, wird es Probleme verursachen.

Darüber hinaus führt Dauerstress zu Veränderungen im Nebennierensystem, die zu Nebennierenmüdigkeit oder -insuffizienz führen können, welches durch ein niedriges Cortisol gekennzeichnet ist. Erfahrene Personal Trainer und Fitness begeisterte sollten den Unterschied kennen. Es ist es nicht Cortisol alleine, das Bauchfett verursacht. Das A und O bei Hormonen ist, dass sie nie einzeln wirken. Hormone sind wie Menschen und verhalten sich verschieden, abhängig von der anderen Hormone, mit denen sie „gesellschaftlich vernetzt" sind. Wenn Cortisol und Insulin hinzugefügt werden, gibt es eine ganze Reihe von Wechselwirkungen, die uns verdeutlichen, wie und warum uns Stress fett macht. Die heutigen Ernährungs-, Lebens- und Bewegungsgewohnheiten führen dazu, dass wir im Vergleich zu anderen Hormonen relativ hohe Cortisolwerte haben. Ob wir auch tatsächlich dick werden oder nicht, hängt davon ab, wie viel Insulin wir produzieren.

Die HPA-Achse reguliert den Stress und bewirkt bei Belastung die Freisetzung der Stresshormone, die dann den Blutzucker freisetzen. Wenn dieser Blutzucker nicht durch Aktivität genutzt wird, scheidet der Körper Insulin aus, um den Blutzucker zu senken. Man kann an Cortisol und Insulin denken, wie die gegenüberliegenden Enden einer Wippe.

Im Frühstadium des Stresses wirken die beiden hin und her, indem sie den Blutzucker erhöhen und dann senken, um den Stress zu bewältigen. Im Laufe der Zeit wird der Körper jedoch mehr und mehr von jedem Hormon benötigen, um die gleiche Wirkung zu erzielen. Irgendwann gibt es relativ hohe Mengen an Insulin und Cortisol, die über die Wirkung anderer fett verbrennender

Hormone hinausgehen. Cortisol kann Fett oder Muskeln verbrennen, wenn aber Insulin im Umlauf ist, verbrennt der Körper eher Muskulatur statt Fett, weil Insulin die Freisetzung von Fett blockiert. Das bedeutet schlankere Arme und Beine und eine Fettansammlung in der Bauchgegend. Die Fettspeicherung um die Mitte herum wird durch Cortisol verursacht, aber nicht ohne den Einfluss von Insulin und niedrigeren HGH- und Testosteronwerten. Insulin und Cortisol zusammen erhöhen die Aktivität der Lipoproteinlipase (LPL), das zentrale Enzym zur Speicherung von Fett im Bauch.

Fettspeicher-Ort	Hormon-Ungleichgewicht Männer	Hormon-Ungleichgewicht Frauen
Bauch	Hohes Östrogen Niedriges Testosteron Hohes Cortisol Hohes Insulin Niedriges HGH	Niedriges/hohes Östrogen Hohes Testosteron Hohes Cortisol Hohes Insulin Niedriges HGH

Der Einfluss von Hormonen auf das Bauchfett bei unausgeglichenen Verhältnissen. Hinweis: Hierbei handelt es sich um eine vereinfachte Abbildung. Hormone wirken nie einzeln – das Zusammenwirken der einzelnen Hormone muss berücksichtigt werden.

Akuter Stress vs. chronischer Stress

Ein zusätzlicher Faktor für hohe Cortisolwerte bei chronischem und wiederkehrendem Stress ist die Beziehung zu einer Verbindung namens Neuropeptid Y (NPY). Cortisol bewirkt, dass das Nervensystem mehr NPY freisetzt und dieses bewirkt, dass Fettzellen reifen und wachsen. NYP kann zudem die Aufnahme von Nahrung anregen, da es an der Entstehung von Hungergefühlen beteiligt ist und in Stresssituationen aus dem sympathischen Nervensystem freigesetzt wird.

Wenn du unter akutem Stress stehst, schüttest du mehr Katecholamine und Cortisol aus. Bei chronischem Stress wird mehr NPY freigesetzt. Anders als die Katecholamine und das Cortisol, die überwiegend katabole Hormone sind (beide stimulieren den Fettabbau), stimuliert NPY den Fettaufbau, insbesondere wenn es mit Cortisol angereichert ist (Cortisol macht den Körper empfindlicher auf NPY). Wenn NPY in großen Mengen freigesetzt wird, werden die Fettzellen von unreifen Fettzellen zu ausgewachsenen, reifen Fettzellen. Mit anderen Worten, NPY stimuliert das Wachstum von Fettzellen und Cortisol macht das Ganze noch wirkungsvoller. Kurz gesagt: Chronischer Stress führt zu einer besonderen Kombination aus NPY und Cortisol. Das Cortisol, das mit Katecholaminen kombiniert wird, fördert die Fettverbrennung. Die Kombination von Cortisol und NPY, wie es bei chronischem Stress der Fall ist, entspricht einem Wachstum der Fettzellen und begünstigt so den Aufbau von Fett.

Die Formel für einen flachen Bauch

$$\textbf{Flacher Bauch} = \{(\textbf{P} + \textbf{G}) * \textbf{Sc}\} * \textbf{T}$$

P = Protein

G = Gemüse

Sc = Schlaf

T = Training

Mit Proteinen und Gemüse wird ein hungerhemmender Effekt erzeugt, bei geringer Insulinausschüttung. Hierdurch wird die Kalorienaufnahme gesenkt und der Hormonhaushalt wiederhergestellt. Ein erholsamer, ausreichender Schlaf verstärkt diesen Effekt, da Cortisol abgebaut und das HGH, ein fettverbrennendes und muskelaufbauendes Hormon, erhöht wird. Intensives Training – jede Form von Krafttraining, Gewichtstraining oder kurzes, intensives Intervalltraining (Sprints, HIIT) – erhöht ebenfalls die HGH- und Testosteronproduktion, wodurch der Fettstoffwechsel (besonders im Bauchbereich) beschleunigt wird.

(mehr HGH und Testosteron = erhöhte Fettverbrennung im Bauchraum). Ein lang andauerndes stationäres Kardio-Training ist jedoch zu vermeiden, da es negative Auswirkungen auf das Cortisol (dauerhaft erhöhte Cortisolwerte) und den Hormonhaushalt haben kann, begleitet von Muskelabbau und Fettzunahme.

Fettabbau am Bauch = Stressabbau

Weibliches Bauchfett ist, wie beschrieben, ein Hinweis auf erhöhten Stress und ein hormonelles Ungleichgewicht. Sobald du die schwierigen Mechanismen von Stress und der Fettzunahme verstanden hast, wird es dir leichter fallen das hartnäckige Bauchfett loszuwerden. Der nächste Schritt ist die Entwicklung einer Strategie zur Stressreduzierung im Rahmen des Stressmanagements. Stressbewältigungs-strategien lassen sich erreichen durch Entspannung (Yoga, Meditation, autogenes Training, Wellness, Saunatherapie, Thermalbäder usw.), durch Bewegung, intensives Training und eine gesunde Ernährungsweise. Dabei kann auch die Formel herangezogen werden, da der Fettabbau am Bauch grundsätzlich auch ein Indikator für den Stressabbau ist!

Eine Kombination aus fettreicher und zuckerreicher Ernährung stört die normale Stoffwechselregulation vollständig. Diese Kombination bedeutet nicht nur eine kalorienreichere Ernährung, sondern scheint uns auch in Zukunft nach fettreichen, zuckerreichen Nahrungsmitteln zu lechzen. Die Kombination aus hoher Fett- und Zuckeraufnahme verändert unsere Neurochemie in einer Weise, welche die natürliche Fähigkeit zur Selbstkontrolle bei der Nahrungsauswahl und Kalorienaufnahme stört.

Liebe deinen Körper

Ein kaum bekannter Faktor, der das Bauchfett erhöhen kann, ist die Sorge um deinen Körper. Abneigung gegen deinen Körper kann die Konzentration des Stresshormons Cortisol erhöhen. Als Reaktion auf hohe Cortisolwerte lagert der Körper gerne Fett um die Organe herum ab, weil es eine einfache Energiequelle in Zeiten von Stress ist. Ein ähnlicher Effekt tritt ein, wenn du versuchst, Gewicht zu verlieren, indem du deine Kalorienzufuhr permanent kontrollierst.

Drastisch kalorienreduzierte Diäten, bei denen du jede einzelne Kalorie überwachen musst, sind von Natur aus stressig und lösen eine abnormale Cortisol-Kurve aus, die durch erhöhten Hunger und stimulierende Nahrungsaufnahme nach hinten losgeht. Deinen Körper in all seiner Perfektion und Unvollkommenheit zu umarmen ist nicht einfach, aber es ist wichtig, um Stress abzubauen. Gewichtstraining kann dir dabei helfen, weil es dir erlaubt, deine Kraft zu spüren. Beschränke dich aber nicht auf das Kraft- oder Fitnesstraining. Kampfkünste, Yoga, Tanzen oder was auch immer du genießt, kann dir dabei helfen, das Körperbild zu verbessern und Cortisol zu senken.

Spaziergänge in der Natur / Freizeitwandern

Leichte körperliche Aktivität kann Wunder bewirken, um den Fettabbau zu unterstützen, indem der Stress reduziert wird. Untersuchungen haben nachgewiesen, dass Frauen, die mehrmals wöchentlich einige Kilometer zurückgelegt haben, einen deutlichen Rückgang des Bauchfetts und eine Verbesserung des metabolischen Hormonspiegels zu verzeichnen hatten.

Eine Maßnahme zu ergreifen bedeutet, ein wenig scharfsinniger darüber nachzudenken, welchen positiven Einfluss das Wandern auf deine Gesundheit haben könnte. Es ist vielen Menschen nicht bewusst, dass Power-Walking die gleichen negativen Auswirkungen auf die kompensatorischen Essgewohnheiten haben kann, wie Joggen.

Im Alltag sollte man dagegen so oft wie möglich spazieren gehen. Wenn das entspannende Gehen jedoch zu einem anstrengenden Aerobic-Training wird, ist dies weit weniger umsetzbar.

Das gemütliche Spazierengehen kann den ganzen Tag über durchgeführt werden, da es entspannender und erholsamer ist. Die Vorteile des Wanderns auf den Fettabbau beruhen auf seinen hormonellen Einflüssen, nicht aber auf dessen Auswirkungen auf die Kalorien. Weder Freizeitwandern noch Power-Walking werden viel dazu beitragen, ein Kaloriendefizit zu erzeugen. Das Spazierengehen in der Natur senkt das Stresshormon Cortisol und hält uns vom Essen ab, verbrennt aber wenige Kalorien. Es ist möglicherweise die einzige Aktivität, die für die meisten Menschen keine nennenswerten ausgleichenden Hungerreaktionen hervorruft.

In Studien wurden bedeutende Abnahmen des Cortisolspiegels beim Waldspaziergang im Vergleich zum Spaziergang in der Stadt festgestellt. Die empfundene Entspannung, der Wohlfühlfaktor und die Stille verstärken sich im Wald gegenüber der Stadt.

Das bedeutet, dass die Naturkulisse einen starken Einfluss auf den Menschen ausübt. Beim Wandern können wir das Nervensystem ausbalancieren und uns entspannter fühlen, wobei das Wandern in einer Landschaft, wie etwa im Wald eine noch größere Wirkung zu entfalten scheint. Diese Studie verdeutlicht, dass Bewegung nicht immer nur eine Frage von Kalorien sein muss, sondern dass die hormonelle Aktivität, die als Reaktion auf die Umgebung erzeugt wird, ebenfalls einflussreich sein kann.

Kurze, intensive Bewegungen

Wenn der Körper Stress begegnet, wird zunächst die Freisetzung von Stresshormonen wie Adrenalin, Noradrenalin und Cortisol eingeleitet. Diese Hormone bewirken, dass große Mengen an Glukose in die Blutbahn abgegeben werden. Der Anstieg des Blutzuckers hängt in erster Linie von der körperlichen Aktivität ab, aber nicht jede Art von Bewegung ist ausreichend.

Intensive Bewegungen sind das einzige Mittel, mit dem der Körper den gesamten Kraftstoff verbrauchen und den „Motor" abkühlen kann.

Bei Zunahme der Stresshormone wird der Körper mit leistungsstarkem Brennstoff in Form von Zucker durchflutet. Dieser starke Anstieg von Zucker und Adrenalin erhöht die Herzfrequenz, erweitert die Augen, weitet die Blutgefäße der Muskeln und erhöht die Lungenfunktion. Das Ganze wird so angelegt, dass der Körper Höchstleistungen vollbringen kann, sowohl Leistungsfähigkeit als auch -bereitschaft steigen an. Mit fortschreitender körperlicher Anstrengung werden die Energiespeicher erschöpft und der Sauerstoffverbrauch beschleunigt. Bald wird der Körper mit einer begrenzten Sauerstoffversorgung konfrontiert und der anaerobe Stoffwechsel beginnt (Zuckerverbrennung ohne Sauerstoff). Dies führt zu einem starken Anstieg der Milchsäure und einem muskulären Signalmolekül namens Interleukin-6 (IL-6). Wenn die Intensität eine Schwelle erreicht, bauen sich diese beiden Moleküle in großen Mengen auf und signalisieren die Freisetzung von HGH und Testosteron. Diese Kombination von diesen Biochemikalien (Adrenalin, Cortisol, HGH und Testosteron) verwandelt den Körper in eine fettverbrennende, muskelaufbauende Maschine. Diese Hormone wirken synergetisch, um Fett zu verbrennen, Muskeln aufzubauen und dich schlanker, schneller und stärker zu machen.

Darüber hinaus wird die Wahrnehmung von Stress zum Positiven verändert. Das ist die angeborene Reaktion des Körpers auf die Bekämpfung von Stress. Entspannendes Yoga oder langandauerndes Joggen kann bei einem Stressereignis nicht die Intensitätsschwelle erreichen, die nötig ist für die Freisetzung von HGH. Je kürzer das Training ist, desto intensiver sollte das Training sein, um die Schwelle des anaeroben Stresses zu erreichen und die Hormonausschüttung anzustoßen. Je länger das Training andauert, desto schwieriger wird es, die Intensität aufrechtzuerhalten. Dies ist eine der wichtigsten Gründe für ein kurzes, intensives Training.

Es hat eine einzigartige hormonelle Wirkung gegen Stress. Außerdem bewirkt es, dass die Fettverbrennung nicht nur während des Trainings, sondern auch über viele Stunden danach anhält (Nachverbrennungseffekt). Drei intensive Trainingseinheiten pro Woche, von nur 20 bis 30 Minuten, reichen den meisten Menschen aus, um sich vor Stress zu schützen, die Muskeln zu erhalten, das Herz zu schützen und Fett zu verbrennen.

Das Training kann aber auch Stress auslösen. Ein langes und entspanntes kardiovaskuläres Training kann die adrenalen Stressmechanismen in Richtung überschüssiges Cortisol und niedrigen HGH weiter verschärfen. Wenn du Probleme hast, Fett zu verbrennen, besonders am Bauch, solltest du kurze, intensivere Trainingseinheiten machen. Ein 20-minütiges Training, bei dem der Körper völlig erschöpft ist, kann eine bessere Wahl sein, um Bauchfett zu verlieren, als ein zweistündiges Joggen im Park. Für eine Frau, die unter hartnäckigem Bauchfett leidet, was sie nicht loswerden kann, könnte eine weitere Stunde im Bett eine bessere Entscheidung sein als eine weitere Stunde auf dem Laufband!

Ernährungsumstellung bei Stress

Verzehr von hochwertigem Protein zu jeder Mahlzeit

Als hochwertiges Protein wird eine Menge von mindestens 10 Gramm essentieller Aminosäuren bezeichnet. Diese Art von Protein findet sich typischerweise in tierischen Proteinen. Protein ist sehr nützlich für den Fettabbau im Bauchbereich, da es den Hunger reduziert und es dir erlaubt, weniger zu essen und so ein Kaloriendefizit zu erzeugen. Zusätzlich schützt eine proteinreiche Ernährung die Muskelmasse, so dass der Stoffwechsel optimal erhalten bleibt. Stelle sicher, dass du mindestens 1-1,5 g/kg Protein pro Tag zu dir nimmst, indem du jede Mahlzeit mit hochwertigen Proteinquellen planst.

Nährstoffreiche Ernährung mit Gemüse

Der Verzehr von nahrhaftem Obst und Gemüse ist wahrscheinlich das, was du am dringendsten brauchst, um deine Gesundheit optimal zu fördern. Obst und Gemüse machen deine Zellen empfindlicher auf Insulin und senken gleichzeitig deine Blutzuckerreaktion nach hoher Kohlenhydratzufuhr. So werden beispielsweise bei der Zugabe von Blaubeeren in Hafermehl, die Kohlenhydrate im Hafermehl langsamer verdaut, was zu einer geringeren Freisetzung von Insulin führt, so dass der Körper längere Zeit im Fettverbrennungsmodus verweilt. Plane deine Mahlzeiten immer mit Früchten und Gemüse, wie z. B. Brombeeren, Blaubeeren, Sauerkirschen, Pflaumen, Brokkoli, Grünkohl und Paprika. Diese Nahrungsmittel enthalten auch höhere Konzentrationen an schützenden Antioxidantien.

Bei Stressempfindlichkeit nicht Fasten

Bei normaler Ernährung stumpft man umgehend die zunehmenden Cortisolwerte ab, die beim Fasten auftreten können.

Durch den Verzehr mehrerer Mahlzeiten pro Tag anstelle von nur 1-3. Indem du häufiger kleinere Mahlzeiten einnimmst, verminderst du die Auswirkungen des Fastens. Durch das Fasten oder den erhöhten Hunger wirst du größere Mahlzeiten zu dir nehmen und als Reaktion auf diese Mahlzeiten mehr Insulin und Cortisol produzieren.

Vermeidung einer extrem kalorienreduzierten Ernährungsweise

Vermeide eine extreme Reduktion von Kalorien und Kohlenhydraten oder die Aufnahme von zu wenig Fett. Jede Art von kurzer, extremer oder kontinuierlicher chronischer Ernährung ist eine Belastung. Die Balance in der Ernährung zu finden verhindert, dass du durch Stress wieder Gewicht zunimmst. Kalorienarme Diäten erhöhen den Cortisolspiegel und den subjektiv empfundenen Stress und einige Forscher glauben, dass dies einer der Hauptgründe dafür ist, dass sie nicht funktionieren. Alternativ kannst du drei Mahlzeiten täglich mit zwei Protein-Shakes und eine freie „Cheat"-Mahlzeit wöchentlich einnehmen. Dadurch wird eine kalorienarme Ernährung mit hohem Proteingehalt sowie ein ausgewogener hormoneller Gesundheit-szustand sichergestellt. Wenn du keine Protein-Shakes trinken möchtest, dann sorge einfach dafür, dass deine Mahlzeiten reich an Proteinen und Ballaststoffen sind, da sie dich für eine längere Zeit sättigen und dich davor bewahren, Muskeln zu abzubauen.

Vermeidung von kalorischen, zuckerhaltigen Getränke

Die Forschung zeigt immer wieder, dass Menschen, die kalorische Getränke trinken, deutlich mehr Bauchfett aufweisen. Menschen, die über Jahre Erfrischungs-getränke trinken, verzeichnen einen viel größeren Anstieg der Bauchfettleibigkeit, im Vergleich zu diejenigen, die es nicht tun. Der Grund dafür ist, dass sie oft große Mengen an Fruktose enthalten, die nur von der Leber verstoffwechselt werden kann.

Wenn Fruktose die Leber überlastet, lagert sie die Energie als Fett im Bauchbereich ab. Ein weiterer Faktor ist, dass flüssige Kalorien im Gehirn nicht auf die gleiche Weise registriert werden, wie Nahrung, so dass sie den

Hunger nicht stillen und wir ihn durch erhöhte Nahrungszufuhr kompensieren. Limonaden, Säfte, Sportgetränke sowie gesüßter Kaffee und Tee sollten vermieden werden, vor allem bei hohem Körperfettanteil.

Ausgewogene Ernährung

Die Mahlzeiten sollten sich auf ein ausgewogenes Verhältnis von Kohlenhydraten, Fett und Eiweiß konzentrieren und nicht auf eine Ernährung, bei der der Körper regelmäßig Zucker registriert und den Stress verstärkt. Insulin und Cortisol sollten nicht über das gesunde Maß hinaus erhöht werden. Statt auf Zucker zu setzen, erhöhe die Proteinzufuhr. Dieses hemmt die muskelabbauende Wirkung von Cortisol, indem es Aminosäuren zur Verfügung stellt, ohne dass der Muskel abgebaut werden muss. Protein setzt auch ein weiteres Hormon frei, das der Wirkung von Insulin entgegenwirkt.

Ungesunde Kohlenhydrate vermeiden

Die Beseitigung ungesunder, verarbeiteten Kohlenhydrate ist der Schlüssel für den Fettabbau am Bauch, weil es die Insulinsensitivität wiederherstellt.

Wenn dein Körper insulinsensitiv reagiert, können sich deine Zellen leicht mit dem Hormon Insulin verbinden, um Zucker (Glukose) für Energie zu binden. Wenn aber zu viel Insulin freigesetzt wird, werden deine Zellen resistent. Dies bereitet den Körper auf die Fettspeicherung vor. Es ist einfach so, dass der Lieblingsort deines Körpers, um Fett zu deponieren, sich um deine Organe im Bauchbereich befindet. Ein vorübergehender Kohlenhydratmangel stellt die Insulinsensitivität wieder her und repariert die Fähigkeit des Körpers, Fett als Energiequelle zu nutzen. Es führt auch zu einer Verringerung des Appetits, so dass man weniger Kalorien zu sich nimmt, was den Fettabbau begünstigt. Es dauert gewöhnlich zwei Wochen einer sehr kohlenhydratarmen Diät, damit vorteilhafte metabolische Anpassungen stattfinden, an diesem Punkt kannst du höhere Kohlenhydratmahlzeiten alle 5 bis 7 Tage einplanen, um dir selber mentale Erleichterung zu verschaffen. Ziehe komplexe Kohlenhydrate vor und vermeide Lebensmittel mit Zuckerzusatz und verarbeitete Snacks.

Schlafqualität und -dauer erhöhen

Wenn du nicht ausreichend Schlaf erhältst, hast du bereits eine ungünstige Stressbelastung verursacht und die natürliche Freisetzung des Anti-Stresshormons HGH unterdrückt. Du musst eine Wahl treffen, ob deine späte Abendsendung wichtiger ist als ein flacher Bauch, weil Schlafmangel für das Bauchfett besonders problematisch ist. Es ist allgemein bekannt, dass Schlafentzug mit einem hohen Körperfettanteil verbunden ist. Die Schlafdauer wirkt sich direkt auf deinen Bauchumfang aus und ist speziell beim Abbau von Bauchfett von bedeutender Wichtigkeit. Schlafmangel führt zu einem Anstieg des Cortisols, wodurch der Körper Bauchfett ansammelt. Darüber hinaus ist das Wachstumshormon eines der stärksten Hormone zur Verhinderung des Bauchfettwachstums und wird in der Nacht im Schlaf freigesetzt. Wenn du häufiger nicht schlafen kannst, wird die schützende HGH-Freisetzung nicht ausgelöst. Optimiere deinen Biorhythmus durch einen erholsamen Schlaf. So solltest du zum Beispiel eine Stunde vor dem Schlafengehen eine regelmäßige Schlafenszeit einhalten und auf Elektronik und andere anregende Aktivitäten verzichten.

Training

Ganzkörpertraining und Zirkeltraining

Wenn du besonders im Unterkörper eine geringe Muskelmasse aufweist, besitzt du auch noch mehr Fett in der Bauchgegend. Wird der Bauchfettanteil erhöht, entstehen Entzündungsmarker, welche den Muskel abbauen. Durch den Verlust von Muskelmasse nimmt die Stoffwechselrate ab und du sammelst noch mehr Bauchfett. Die Leistungsfähigkeit wird dann nicht mehr erreicht, weil du weniger Muskelmasse besitzt und auch gleichzeitig der Bauchfettanteil zunehmen wird. Das ist ein schlimmer, unaufhaltsamer Kreislauf! Du kannst alles im Keim ersticken, indem du ein Ganzkörpertraining beginnst. Einerseits wird der trainierte Muskel automatisch insulinempfindlicher und verbessert so das hormonelle Stoffwechselverhalten. Durch den Muskelaufbau wird der Stoffwechsel erhöht, so dass du tagtäglich mehr Kalorien verbrauchst. Schließlich gibt es noch den Nachverbrennungseffekt, wodurch du in den Regenerationsphasen (bis zu 24 Stunden nach dem Training) rund um die Uhr mehr Energie verbrauchst.

Die effektivsten Ganzkörperübungen sollten Mehrgelenksübungen sein und mit mittelschweren Gewichten und kurzen Ruhezeiten durchgeführt werden. Abwechselnde Übungen des Ober- und Unterkörpers im Kreislauftraining sorgen für mehr Hormonausschüttung während der Fettverbrennung.

Sprint-Intervalle

Das Sprint-Training gehört zu den wirkungsvollsten Methoden, mit denen du deinen Körper vervollkommnen kannst. Schnelle Sprints bauen Geschwindigkeit, Kraft und Kondition auf effiziente Weise auf. Du löst muskelaufbauende Mechanismen aus und erhöhst die Stoffwechselrate, wodurch das Sprint-Training für die Körperzusammensetzung zum absoluten Pflichttraining wird.

Es ist es die beste Trainingsmethode für den Verlust von hartnäckigem Bauchfett, weil es auf die Wurzel des Problems, den unausgewogenen Hormonen, abzielt. Sprint-Intervall-Training führt zur Freisetzung von Wachstumshormon und den Katecholamine (Adrenalin und Noradrenalin).

Sie helfen nicht nur, die Fettreserven aus der Bauchregion zu mobilisieren, sondern erhöhen auch den Energieaufwand in der Erholungsphase nach dem Training, so dass dein Körper schneller Kalorien verbrennt.

Methoden

Je nach Belastungsniveau und körperlicher Verfassung kannst du ein Sprint-Intervall-Training zwischen deinen Krafttrainingseinheiten einbeziehen. Selbst bei Muskelkater kannst du durch ein reduziertes Intervalltraining, eine Form von Gesundheitstraining durchführen, indem du die Blutzirkulation und das Regenerationsvermögen anregst. Achte immer auf deinen körperlichen Zustand und auf dein Wohlbefinden, um eine passende Trainingsintensität für dich zu wählen. Wenn du gerade auf dem Weg zu deinem ersten Sprinttraining bist, dann fange nicht gleich mit Vollsprints an. Manche Menschen verletzen sich oder bekommen zumindest starken Muskelkater, wenn sie zum ersten Mal ohne Aufwärmen und Vorbereitung mit dem Training beginnen.

Zum Aufwärmen kannst du 5 bis 10 Minuten lang leicht joggen oder radeln, gefolgt von dynamischen Koordinationsübungen. Anschließend machst du Intervalle, in denen du schrittweise deine Intervalle intensivierst. Das kann man in einer Art Pyramiden-Training machen: Starte mit leichten Sprints, steigere die Intensität deiner Sprints in den nächsten Intervallen, bis du das Maximum erreicht hast und gehe dann wieder runter von der Intensität.

Es gibt auch eine Reihe von großartigen Trainingsmodi, aus denen du wählen kannst. Du kannst regelmäßige Fahrrad-Sprints, Fahrradergometer-Sprints, Hügelsprints, Ruder-Sprints Treppen-Sprints oder sogar Schlitten-Sprints machen. Der Schlüssel liegt darin, einen Trainingsmodus zu wählen, der deinen Erfahrungen und Wünschen entspricht. Wenn du zum Beispiel übergewichtig bist und einfach nur Fett verlieren willst, solltest du mit Radsprints beginnen. Beachte, dass es keinen Fettabbau verursacht, wenn die Gesamtzeit deiner Sprints zu kurz ausfällt.

Um Körperfett zu reduzieren oder die Muskulatur zu kräftigen, braucht es genügend Sprint-Intervalle, um eine Zunahme des Laktatspiegels hervorzurufen.

Laktatbildung tritt auf, wenn deine Muskeln anfangen zu brennen. Es ist mit einem Anstieg des Wachstumshormons verbunden, dass die Fettverbrennung auslöst und mit einer erhöhten Stoffwechselrate in der Erholungsphase nach dem Training. Bei 20-Sekunden Sprints benötigst du wahrscheinlich mindestens 5 bis 10 Sprints, um den Fettabbau zu beschleunigen, abhängig von deinem Konditionierungsgrad. Wenn du Ruhepausen einplanst, solltest du sicherstellen, dass du dich lange genug erholst, um die Sprintqualität und -geschwindigkeit beizubehalten. Zu kurze Ruhepausen führen zu einem Intervall-Kardiotraining, wohingegen zu lange Ruhepausen zu einem unnötig langen Training führen. Als Anfänger kannst du beispielsweise, bei 30-Sekunden-Vollsprints, 4 Minuten Erholungsintervalle einplanen, um eine vollständige Erholung zu erreichen. Mit zunehmender Konditionierung können die Ruhezeiten verkürzt werden, um weiterhin Anpassungen deines Körpers auszulösen und eine Progression zu erreichen.

Für Anfänger eignen sich 8-Sekunden Sprints, in denen du dich verausgabst, gefolgt von 12-Sekunden aktiver Ruhe, in denen du langsam, aber stetig weitertrittst. Insgesamt 15 bis 20 Minuten lang.

Für trainierte Personen, eignen sich 4 Vollsprints von 30 Sekunden mit 3 bis 4 Minuten Pause. Wenn du deine Fitness verbessern willst, steigere die Anzahl der Wiederholungen auf 6 bis 8 und reduziere deine Ruhezeit auf 2 Minuten. Du kannst diese auf einem Fahrrad oder einer Laufbahn durchführen. Ebenso eignen sich Sprints auf einem Hügel oder mit einem beschwerten Schlitten. Diejenigen, die fit und stark sein wollen, ohne das Risiko einer Verletzung, sollten Hügelsprints ausprobieren. Bergauf ist der Weg nicht so weit, was sich positiv auf die Motivation und den Eifer auswirken kann. Mache Hügel-Intervalle von 30 bis 60 Sekunden maximaler Anstrengung. Das Erholungs-Intervall ist die Zeit, die du brauchst, um zum Ausgangspunkt zurückzukehren.

Bauchmuskel-Training für Frauen

Die Bauchmuskeln sollten auch Frauen gezielt trainieren, aber häufige Fehler können zu einer breiteren, voluminösen Taille führen. Trainiere deine Bauchmuskeln wie eine Frau, nicht wie ein Mann.

Ausnahme: Wenn du eine Powerlifterin, Gewichtheberin oder Sportlerin bist, welche Gewichte benutzt, um die Leistungsfähigkeit in Wettkämpfen verbessern zu müssen oder wenn du eine Frau bist, die sich einfach nicht um gesellschaftliche Konventionen oder Attraktivität für die Mehrheit der Männer kümmert und einfach nur möglichst massiv und beeindruckend aussehen möchte. Dann trainiere deine Bauchmuskulatur, wie ein Mann.

Die meisten Frauen wollen jedoch eine möglichst schmale Taille haben und unternehmen alles, um das von der westlichen Gesellschaft so begehrte Taillen-Hüft-Verhältnis von 0,7 zu erreichen. Aus diesem Grund sind viele Menschen davon besessen, ihre Bauchmuskeln bzw. ihre Taille zu trainieren. Dies wird besonders problematisch, wenn der Arbeitsaufwand in diesem Bereich überproportional hoch ist. Häufig werden unnötig hunderte von Crunches durchgeführt.

Viele Frauen, aber auch Männer, haben die Vorstellung entwickelt, dass zusätzliche Wiederholungen oder zusätzlicher Widerstand die Taille irgendwie schlanker macht und ein schöner Sixpack entsteht. Es ist ein Rätsel, warum der Glaube besteht, dass Bauchmuskeln anders beansprucht werden müssen, als andere Muskelgruppen.

Wenn du die Bauchmuskulatur oder den Mittelteil mit übermäßigem Volumen oder Widerstand trainierst, wie bei Männern, entwickelst du eine maskuline Taille. Sie wird in alle Richtungen größer werden. Es kann ein Sixpack geformt werden, aber jeder der beiden zugehörigen Muskeln des Rektus Abdominis wird, überspitzt ausgedrückt, die Größe von „sechs Bierdosen" haben und nicht die geschmeidige, wenig ausgeprägte Bauchmuskulatur, nach der du dich wahrscheinlich sehnst. Trainiere mit einem minimalen bis mittlerer Widerstand, Wiederholungen im Bereich von 10 bis 15 für etwa zehn Minuten.

Östrogendominanz ausgleichen

Wenn Östrogen im Vergleich zu Progesteron übermäßig hoch ist, kann dies zahlreiche negative Auswirkungen auf die Gesundheit und das Körpergewicht haben, selbst wenn der Absolutwert zu niedrig ist. In einem Gleichgewicht mit Hormonen, wie Progesteron und Testosteron hat Östrogen zahlreiche Vorteile für die Gesundheit und der Körperzusammensetzung. Zu hohe Östrogenspiegel im Vergleich zu Progesteron, entweder aufgrund der Exposition gegenüber chemischen, östrogenwirksame Kunststoffe und anderen industriellen Verbindungen oder durch eine schlechte Eliminierung von Östrogen, können den Abbau von Bauchfett behindern. Reduziere toxische Östrogenbelastung durch die Verwendung natürlicher Körperpflegeprodukte und die Vermeidung von Kunststoffen. Verbessere den Östrogenstoffwechsel mit einer proteinreichen, antioxidansreichen Ernährung, die reichlich gesunde Fette enthält.

Vitamin-D

Frauen mit niedrigem Vitamin-D-Spiegel neigen dazu, mehr Bauchfett zu entwickeln. Studien konnten belegen, dass die Vitamin-D-Zufuhr in Kombination mit Krafttraining zu höheren Abbau von Bauchfett führt, im Vergleich zu Krafttraining ohne Nahrungsergänzung mit Vitamin-D.

Kakao

Es geht hier nicht um Schokolade samt Zucker, sondern um den Zusatz von 100% ungesüßtem Kakaopulver zur Ernährung. Dieses erhöht die Niveaus von PEA (Phenyl-Ethyl-Amin), welches ein Dopamin-Nachahmer ist und das vergnügungssüchtige Verhalten verringert, verursacht durch Stress. Dadurch kann das Verlangen nach Junk Food bzw. die übermäßige Aufnahme von Fett und Zucker vermindert werden.

Kurzübersicht

Bauchfett = (K + F)*S	Flachbauch = (P + G)*Sc*T
Stress (S) abbauen →Stressmanagement <ul><li>Wald-Spaziergänge</li><li>Wellness, Sauna-Therapie</li><li>Thermalbäder</li><li>Autogenes Training</li><li>Meditation</li><li>Achtsamkeitstraining</li><li>Freunde</li><li>körperliche Zuneigung</li><li>Hobbys</li><li>Work-Life-Balance</li></ul>	**Schlaf (Sc)** optimieren <ul><li>Letzte Mahlzeit vor 20 Uhr mit Gemüse (ballaststoffreich) bzw. langkettigen Kohlenhydraten</li><li>Melatoninhaltige Lebensmittel (u. a. Sauerkirschen, Bananen)</li><li>Nahrungsergänzung mit Vitamin-D, Magnesium-Citrat</li><li>Elektro-Smog vermeiden</li><li>Abgedunkeltes Zimmer</li><li>Feste Schlafenszeiten (23 Uhr)</li></ul>**Training (T)**<ul><li>Mischung aus intensiven (HIIT, Krafttraining) und entspannenden</li></ul>

	(z. B. Yoga, Tai Chi, Qi Gong) Trainingseinheiten (max. 60 Minuten) • Proteinreiche Ernährung rund um das Training herum (BCAA's, Protein-Shakes, reguläre Mahlzeiten)
Schlechtes Essverhalten abstellen und Ernährung umstellen • Kombination aus **(K+F)** vermeiden • **Fette (F)** vorwiegend am Morgen • **Kohlenhydrate (K)** nach intensivem Training oder allenfalls zur letzten Mahlzeit • Mehrere, kleinere Mahlzeiten, statt wenige, größere • Fasten vermeiden • Extreme Kalorienreduzierung und extreme Low Carb Ernährungsformen vermeiden	**Ernährungsschwerpunkt auf Proteine und Gemüse (P+G)** • Morgens und im Verlaufe des Tages Low Carb **(P+G+F)** • Nach intensivem Training kurzkettige Kohlenhydrate mit Proteinen **(K+P)** • Abends langkettige Kohlenhydrate / Gemüse / einige Obstsorten **(K+P+G)** • An trainingsfreien Tagen vorwiegend Low Carb **(P+G+F)**

Abschließende Worte

Wenn du eine Frau bist, welche die typische Apfelform aufweist, also im mittleren Körperbereich eher Fett ansammelt, aber an Armen und Beinen vergleichsweise schlank ist, mag es ein Zeichen dafür sein, dass du empfindlicher auf Stress reagierst und der Stress-bewältigung Vorrang einräumen solltest. Bauchfett verhält sich zu Stress proportional, daher ist es notwendig, dass du damit beginnst, ihn abzubauen. Am Anfang solltest du dir natürlich nicht zu viel abver-langen, aber du kannst deine Trainingshäufigkeit und -intensität stetig steigern. Wenn du an chronischem Stress leidest, solltest du dich erst einmal nicht überanstrengen. Eine Auszeit, ein Kurzurlaub mag die erste Option sein, um in der Folge optimal durchzustarten. Auch kann eine ungeeignete Trainingsform oder Übertraining Stress erhöhen und eine gegenteilige Wirkung auslösen.

Es ist wichtig, dass du sehr kurze, intensive Phasen hast, indem du deinen Körper so energetisierst, dass er die einzigartige hormonelle Schwelle für die Freisetzung von HGH erreicht. Dann benötigst du aber auch entspannende, erholsame Phasen, die den Stress abbauen und das Nervensystem harmonisieren.

Dies kann durch einen Waldspaziergang, Wellness und ähnliches geschehen. Wenn du das Gefühl hast, nicht mehr so sehr belastet zu sein, könntest du das Verhältnis zwischen Spannung und Entspannung erhöhen, um das Bauchfett gezielter anzugehen. Sobald du die negativen Auswirkungen von Stress auf deine hormonale Balance und auf die Neurochemie verinnerlicht hast, wirst du in der Lage sein, dein Bauchfett auch in kürzerer Zeit abzubauen. Der Stress ist der Garant für die Speicherung von Fett im Bauchbereich, er beeinflusst unser Essverhalten (Heißhunger, emotionales Essen). Dem kann mit dem richtigen Bewusstsein, aber auch durch körperliche Bewegung und gesunder Ernährung entgegengewirkt werden. Wenn du weiterführende Informationen haben möchtest – zum Thema Cortisol senken, Stress abbauen, Schlaf und Biorhythmen optimieren – empfehle ich dir mein Buch „Abnehmen mit Cortisol".

6 Wochen-Trainingsprogramm

Wichtige Hinweise

Wenn du noch Anfänger bist, empfehle ich dir immer einen erfahrenen Trainer zu engagieren, der dir bei der korrekten Ausführung der Bewegungen hilft. Sollte es trotzdem Probleme bei der Umsetzung geben, kannst du zunächst mit sehr geringen Belastungen trainieren, bis du die Übung einwandfrei durchführen kannst. Eine wichtige und saubere Bewegungsausführung, das „Fühlen" des zu trainierenden Muskels, ist von entscheidender Bedeutung. Für den Fortschritt solltest du die Belastung im Laufe der Zeit immer geringfügig erhöhen, vorausgesetzt, dass die Bewegungsabläufe sauber bleiben. Das Trainingsprogramm ist für 2 Wochen ausgelegt (insgesamt 5 Intensiv-Trainingseinheiten). An freien Tagen bietet sich auch ein entspannendes Training an in Form von Yoga, Tai Chi, Qi Gong oder anderen Freizeitaktivitäten. Wenn es dein Trainingszustand und Stressniveau erlauben, kann der Trainingsrhythmus, also das Verhältnis von belastendem zu entspannendem Training, erhöht werden. Das Trainingsprogramm ist nach etwa 6 Wochen abgeschlossen.

Im Anschluss daran kann der Trainingsplan überarbeitet werden, so dass neue Trainingsreize gesetzt werden können.

Erkärungen zum Trainingsplan

Du kannst den Trainingsplan deinen Bedürfnissen anpassen und auch bei den Wiederholungs-, Satz- und Pausen-Schemata Veränderungen vornehmen. Beim Tempo haben sich langsamere exzentrische Bewegungen und explosionsartige konzentrische Bewegungen bewährt. Wichtig ist die Qualität der Bewegungs-ausführung.

Beispiel Trainingstag 1

Übung 1 (Supersatz: Übung 1A+1B)
Übung 1A
Keine Pause
Übung 1B,
60 Sekunden Pause
(5 Sätze insgesamt)

Übung 1A – Wiederholungs-Schema (Wdh.): 15-12-10-10-10
Übung 1B – Wiederholungs-Schema (Wdh.): 10-10-10-10-10
Satz 1: **15/10**   Pause: 60
Satz 2: **12/10**   Pause: 60
Satz 3: **10/10**   Pause: 60
Satz 4: **10/10**   Pause: 60
Satz 5: **10/10**   Pause: 60

Wiederholung
Tempo **4-0-1-0:**

Phase 1 (exzentrische Bewegung):   4 Sek.
Phase 2 (Dehnung)   0 Sek. (keine Pause)
Phase 3 (konzentrische Bewegung):   1 Sek.
Phase 4 (Kontraktion)   0 Sek. (keine Pause)

Trainingstag 1: Krafttraining

	Übung	Sätze	Wdh.	Tempo	Pause
1A	Kniebeuge	5	15-12-10-10-10	4010	-
1B	¾ Kurzhantel Kniebeuge* (Fersen-erhöhung)		10	4010	60
2A	Donkey Kicks	4	10	3010	-
2B	Step Ups		10	3010	45
3	Einbeiniges Kreuzheben	4	12	3010	45
4	Ausfallschritte (Gerader Oberkörper)	3	20	2010	45
5A	Hängendes Beinheben**	3	8	3012	-
5B	Bauchroller***	3	8	2111	-
5C	Seitliches Hüftheben****	3	5	1016	45

* Tiefe Kniebeugen, bei ca. ¾ des konzentrischen Bewegung wieder Ablassen in die Hocke ** Für 2 Sekunden in der maximalen Kontraktion (Beinhebung) halten *** In der Endposition für ca. 2 Sek. isometrisch halten **** In der Endposition für ca. 6 Sek. isometrisch halten

Trainingstag 2: Sprint-Intervalle

Empfehlung für Anfänger, untrainierte oder übergewichtige Menschen

Fahrradergometer (Crosstrainer, Stepper)

Ablauf	Intensitätslevel (1 - 10)	Dauer (Min.)
Aufwärmen	3	5-10
Tempo erhöhen	5	1
Erholung (weiter treten)	3	1
Sprint (moderat)	6-8	1
Erholung (weiter treten)	1-3	1
Sprint (hochintensiv)	8-10	1
Erholung (weiter treten)	1-3	1
Sprint (hochintensiv)	7-9	1
Erholung (weiter treten)	1-3	1
Sprint (moderat/intensiv)	6-8	1
Erholung (weiter treten)	1-3	1
Sprint (moderat/intensiv)	6-8	1
Erholung (weiter treten)	1-3	1
Sprint (moderat/intensiv)	6-8	1
Erholung (weiter treten)	1-3	1
Sprint (moderat/intensiv)	6-8	1
Erholung (weiter treten)	1-3	1
Sprint (moderat)	5-6	1
Erholung (weiter treten)	1-3	1

Sprint (moderat)	5-6	1
Erholung (weiter treten)	1-3	1
Sprint (moderat)	5-6	1

Empfehlung für Fortgeschrittene (mit hohem Konditionierungsgrad)

Laufstrecke/Laufband (Gewichtschlitten, Treppensteigen, Hügelsprints)

	Intensitätslevel (1-10)	Dauer
Aufwärmen	3	5 Min.
Laufen	5	5 Min.
Laufen (erholen)	3	1 Min.
Sprint (hochintensiv)	10	30 Sek.
Laufen (erholen)	1-3	2 Min.
Sprint (hochintensiv)	10	30 Sek.
Laufen (erholen)	1-3	2 Min.
Sprint (hochintensiv)	10	30 Sek.
Laufen (erholen)	1-3	2 Min.
Sprint (hochintensiv)	10	30 Sek.
Abwärmen	1-3	5 Min.

Trainingstag 3: Krafttraining

	Übung	Sätze	Wdh.	Tempo	Pause
1A	Klimmzüge* Obergriff (assistiert)	3	7	60X0	-
1B	Rudern Parallel-griff (Seilzug)		12	2010	60
2A	Dips (assistiert)*	4	8	4010	-
2B	Liegestütze**		10	4010	60
3A	Langhantel-Rudern Untergriff	4	8	4010	-
3B	Latziehen mit gestreckten Armen		8	4010	-
3C	Überzüge auf der Bank		15	2010	60
4A	Military Press	4	15-12-10-10	4010	45

* Falls dir Klimmzüge/Dips noch zu schwer fallen, kannst du assistierte Klimmzüge machen an der Maschine oder unterstützt durch ein Rubberband). Gerade bei Klimmzügen ist es sehr wichtig sich langsam herabzulassen, um Fortschritte zu erzielen (In diesem Beispiel 6 Sekunden) ** Das gleiche gilt für Liegestütze: Indem du deine Knie auf den Boden ablegst oder deine Hände auf eine höheren Position platzierst (z. B. einer Bank) vereinfachst du die Übung und schaffst die angestrebten Wiederholungen

Trainingstag 4: Krafttraining

	Übung	Sätze	Wdh.	Tempo	Pause
1	Kreuzheben	5	15-12-10-10-10	4010	60
2	Klimmzüge weiter Obergriff (assistiert)	4	12	4010	45
3A	Glute-Ham Raises	4	7	3020	-
3B	Glute-Bridges	4	7	2013	60
4	Reverse Hypers	4	10	4010	45
5	Ausfallschritte (vorge-neigt)	3	15	2010	45
6	Plank / Unterarmstütz*	3	-	-	30

* 30-60 isometrisch halten, Gesäß- und Bauchmuskulatur maximal anspannen (Bauch einziehen)

Trainingstag 5: Sprint-Intervalle

Empfehlung für Anfänger, untrainierte oder übergewichtige Personen

Fahrradergometer (Crosstrainer, Stepper)

Ablauf	Intensitätslevel (1 - 10)	Dauer
Aufwärmen	3	5-10 Min.
Intervalle (15-30)		
Sprint (moderat bis intensiv)	5-8	8 Sek.
Erholung (weiter treten)	1-3	12 Sek.
Abkühlen	3	5 Min.

Empfehlung für Fortgeschrittene (mit hohen Konditionierungsgrad)

Laufstrecke

Ablauf	Intensitätslevel (1-10)	Dauer (Min.)	Strecke (m)
Aufwärmen	3	5	
Laufen	5		200
Laufen (erholen)	1-3	1	
Sprint (moderat-intensiv)	5-7		300
Laufen (erholen)	1-3	1	
Sprint (hochintensiv)	8-10		400
Laufen (erholen)	1-3	4	
Sprint (hochintensiv)	8-10		300
Laufen (erholen)	1-3	3	
Sprint (hochintensiv)	8-10		200
Laufen (erholen)	1-3	2	
Sprint (hochintensiv)	8-10		100
Abwärmen	1-3	5	

Bonus: **Low Carb & Eiweißreiche Rezepte**

Backhähnchen mit Rosmarin und Haselnuss-kruste

2 Portionen

Zutaten

---

3 Hühnerbrüste

1 Ei

1/4 Tasse frischer Rosmarin

1 Tasse Haselnüsse

Olivenöl

Salz

Pfeffer

1. Den Ofen auf 200 Grad einstellen. Die Haselnüsse und den Rosmarin in einer Küchenmaschine mit Salz und Pfeffer durchmixen. Die Mischung auf einen Teller verteilen.

2. Das Ei in einer Schüssel verquirlen. Die Hühnerbrust jeweils von beiden Seiten in die Eiermasse geben und in die Nussmischung wälzen.

3. Das Huhn auf ein Backblech legen. Olivenöl auf das Huhn träufeln. Im Ofen ca. 30 Minuten backen.

4. Auf einem Teller anrichten und mit ballaststofffreichen Gemüse (z. B. Brokkoli, Grünkohl, Rosenkohl) genießen.

Avocado-Lachs-Mix

2 Portionen

Zutaten

---

1 Avocado

200 g geräucherter Lachs

30 g Ziegenkäse

2 EL Olivenöl

1 Zitrone

Salz

Pfeffer

1. Die Avocado halbieren und den Kern entfernen. Das Fruchtfleisch herausnehmen.
2. Die Zutaten in ein kleines Gefäß geben und mit einem Mixer pürieren.
3. Den fertiggestellten Avocado-Lachs-Mix auf einem Teller anrichten und genießen.

Zucchini-Nudeln mit Huhn

2 Portionen

Zutaten

300 g Hühnerfleisch

2 Zucchini

3 Tomaten

2 EL Olivenöl

½ TL Gemüsebrühe

2 TL Tomatenmark

100 g Ziegenkäse

Salz

Pfeffer

1. Das Hühnerfleisch abspülen, in kleine Stückchen schneiden und in einer Pfanne mit Olivenöl und etwas Wasser anbraten.
2. Zucchini abwaschen, abstreifen mit einem Schälmesser in kleine Nudeln schälen.
3. Das Huhn aus der Pfanne herausnehmen, den Saft in der Pfanne zurücklassen
4. Die Zucchini-Nudeln in der Pfanne mit der Gemüsebrühe und etwas Wasser anbraten.
5. Tomaten in Würfel schneiden und zusammen mit dem Tomatenmark in die Pfanne geben.
6. Ziegenkäse und Hühnerfleisch in die Pfanne geben und mit Salz und Pfeffer würzen
7. Die fertiggestellte Mahlzeit anrichten und genießen.

Indisches Rührei

1 Portion

Zutaten

½ EL Traubenkernöl

1 TL Ingwer, gehackt

1 Knoblauchzehe, gehackt

1 EL Frühlingszwiebeln, geschnitten

3 Eier

1 EL Korianderkraut

½ EL Chilipulver

1/3 Garam Masala Pulver

Salz

Pfeffer

1. Eine mittlere Pfanne mit dem Traubenkernöl bestreichen und bei mittlerer Hitze erhitzen.
2. Ingwer, Knoblauch und Frühlingszwiebeln hinzufügen. Kurz anbraten und dann die Eier dazugeben. Gewürze und Korianderkraut hinzufügen
3. Die Eier unter häufigem Rühren mit einem Spatel kochen und die Pfanne vom Herd nehmen, um ein Verkleben zu verhindern, bis die Eier durchgekocht sind.
4. Auf einem Teller anrichten und genießen.

Spargelsalat mit Feta und Walnüssen

2 Personen

Zutaten

50 g Feta

100 g Tomaten

300 g weißer Spargel

1/2 Bund Petersilie

15 g Walnüsse

2 EL Walnussöl

2 EL Rapsöl

Salz

Pfeffer

1. Den Spargel abspülen, abschälen, die Enden abschneiden und in kleine Stücke schneiden. Die Tomaten waschen und in kleine Würfel schneiden. Petersilie waschen, die Blätter von den Stängeln abzupfen und fein zerkleinern. Den Feta in kleine Würfel schneiden.

2. Das Rapsöl bei mittlerer Temperatur in einer Pfanne erhitzen und die Spargelstückchen 5 Minuten unter Rühren braten. Mit Salz und Pfeffer abschmecken. Das Walnussöl dazugeben und zum Kochen bringen.

3. Die Tomaten auf 2 Teller anrichten, die Petersilie darüber streuen, die Spargelstückchen und die Fetawürfel darauf verteilen. Die Soße mit den Walnüssen darüber träufeln.

4. Auf einem Teller anrichten und genießen.

Haftungsausschluss

Das Buch ist nach bestem Wissen und Gewissen verfasst worden. Die Inhalte wurden mit großer Sorgfalt geprüft und aufbereitet. Eine Garantie oder Gewähr für die Vollständigkeit, Richtigkeit und Aktualität der Inhalte kann jedoch nicht übernommen werden. Die Inhalte dieses Buches stellen die persönliche Erfahrung und Meinung des Autors dar und dienen der Unterhaltung. Die Inhalte dürfen nicht mit medizinischer Hilfe verwechselt werden. Es wird keine rechtliche Verantwortung oder Haftung übernommen, die sich aus kontraproduktiven Handlungen oder aus Fehlern des Lesers ergäben. Eine Haftung für Personen-, Sach- und Vermögensschäden ist daher ausgeschlossen. Eine Erfolgsgarantie kann auch nicht ausgesprochen werden. Der Autor übernimmt daher keine Verantwortung für das Nicht-Erreichen der im Buch beschriebenen Ziele.

Impressum

www.ingramcontent.com/pod-product-compliance
Lightning Source LLC
Chambersburg PA
CBHW031323250726
48656CB00005B/1943